CON GRIN SU CONOCIMIENTOS VALEN MAS

AF151546

- Publicamos su trabajo académico, tesis y tesina

- Su propio eBook y libro - en todos los comercios importantes del mundo

- Cada venta le sale rentable

Ahora suba en www.GRIN.com
y publique gratis

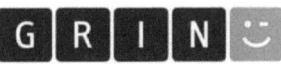

Bibliographic information published by the German National Library:

The German National Library lists this publication in the National Bibliography; detailed bibliographic data are available on the Internet at http://dnb.dnb.de .

This book is copyright material and must not be copied, reproduced, transferred, distributed, leased, licensed or publicly performed or used in any way except as specifically permitted in writing by the publishers, as allowed under the terms and conditions under which it was purchased or as strictly permitted by applicable copyright law. Any unauthorized distribution or use of this text may be a direct infringement of the author s and publisher s rights and those responsible may be liable in law accordingly.

Imprint:

Copyright © 2016 GRIN Verlag, Open Publishing GmbH
Print and binding: Books on Demand GmbH, Norderstedt Germany
ISBN: 9783668374133

This book at GRIN:

http://www.grin.com/es/e-book/350739/repercusion-social-y-economica-del-uso-y-abuso-de-los-antimicrobianos

José Luis Montes de Oca Montano, Ariadna Martínez Oquendo

Repercusión social y económica del uso y abuso de los antimicrobianos

GRIN Publishing

GRIN - Your knowledge has value

Since its foundation in 1998, GRIN has specialized in publishing academic texts by students, college teachers and other academics as e-book and printed book. The website www.grin.com is an ideal platform for presenting term papers, final papers, scientific essays, dissertations and specialist books.

Visit us on the internet:

http://www.grin.com/

http://www.facebook.com/grincom

http://www.twitter.com/grin_com

Trabajo de Ciencia Tecnología y Sociedad

Título: *Repercusión social y económica del uso y abuso de los antimicrobianos.*

Autores: Dra. Ariadna Martínez Oquendo

MSc. Lic. José Luis Montes de Oca Montano

Año 2016

Introducción

A pesar de los avances científico-técnicos, las enfermedades infecciosas son un problema clínico significativo. En muchos hospitales universitarios, entre el 5 y el 24 % de todos los pacientes tratados sufren alguna complicación de este tipo, destacándose la sepsis grave como la causa más común de fallecimiento en pacientes críticos. Dicho decesos ocurren generalmente por bacterias resistentes a los antimicrobianos actuales, obligando a los profesionales del sector a establecer nuevas pautas y políticas de tratamiento en virtud de disminuir el riesgo de complicaciones o muerte en aquellos afectados. [1]

El desarrollo de la ciencia parece verse opacado por la proliferación de las infecciones bacterianas y la resistencia de estas a los nuevos medicamentos elaborados para su erradicación. En opinión de los presentes autores, la solución del problema es, al igual que de su causa, multifactorial. El pensamiento filosófico como fundamento de toda ciencia y en especial la filosofía Marxista y Leninista provee de herramientas para comprender el fenómeno presentado.

Se parte de considerar el principio del análisis- histórico concreto para entender el origen y desarrollo no ya de las infecciones bacterianas, pues estas siempre han existido. Lo que se trata de abordar es como a través del tiempo ha sido entendida este tipo de infección y como ha reaccionado ante los tratamientos aplicados.

Los antibióticos son considerados como uno de los hallazgos más trascendentes en la historia de la medicina. Si bien otros medicamentos podrían competir con los antibióticos en su distinción, estos constituyen una clase que revolucionó claramente el mundo de la terapéutica, debido a su evidencia directa en la cura rápida y definitiva de enfermedades infecciosas previamente fatales.

La era antibiótica moderna se inició hace más de 60 años con el descubrimiento de la penicilina, por Alexander Fleming, llegando a alcanzar

2

proporciones místicas y tras los primeros resultados de la administración de este antibiótico, la humanidad concibió la idea de eliminar las enfermedades ocasionadas, por ejemplo, las producidas por *Staphylococcus aureus*, causantes del 50 % de mortalidad por bacteriemia entre el 1936 y 1955. Después de 2 años de introducción de la penicilina, aparecieron cepas resistentes.[2]

La ciencia y la técnica, en especial la industria farmacéutica respondieron a este desafío con la síntesis de meticillín en 1959, primera generación de penicilinas semisintéticas, para el tratamiento de infecciones causadas por *Staphylococcus aureus* resistentes a penicilina. A solo 2 años después, fue descrito el primer *Staphylococcus aureus* meticillín resistente (SARM) y en 1963 el primer brote nosocomial epidémico. [3]

La generación de la resistencia a los antimicrobianos es un fenómeno inherente al ser vivo y fue un proceso continuo que se inició con la resistencia a la penicilina de *S. aureus*. Esta resistencia es debida principalmente a la abusiva, y en ocasiones inadecuada, utilización de los antibióticos por el personal de salud, contribuyendo no solo al desarrollo de mecanismos de resistencia bacteriano sino afectando al hombre como ser social, pues la propagación de este tipo de bacterias especiales una vez que se encuentran en la comunidad que es el entorno en el cual nos desarrollamos e interactuamos deja de ser seguro, lo cual genera ansiedad en la población afectada pues la tecnología en este caso referida a medicamentos no se desarrolla a la velocidad con la que sí se desarrolla la resistencia un microorganismo. [4]

La presencia de microorganismos multirresistentes (MMR) tiene importantes repercusiones para los pacientes y el sistema sanitario (costes, brotes epidémicos y morbimortalidad). La progresiva disminución del tiempo de hospitalización con una mejora en la externalización de los cuidados sanitarios a la comunidad contribuye a que con mayor frecuencia encontremos MMR en el medio extrahospitalario con patrones de resistencia similares a los nosocomiales.[5]

Es necesario preguntarse ¿por qué cada nuevo medicamento elaborado por el hombre es objeto de una reacción adaptativa tan rápida?

¿Son los tiempos de estudio, descubrimiento, prueba, producción y comercialización menores a los de la adaptación del organismo que atacan? Los autores del presente estudio consideran que no es así, pues ante los ejemplos mostrados se ve una mayor progresión de la resistencia que de los nuevos medicamentos. ¿Está la solución entonces en la aplicación de nuevos descubrimientos y tecnologías o se hace necesario un estudio que desde la sociedad mitigue los factores desencadenantes?

Si bien es cierto que la era antimicrobiana comenzó hace mucho tiempo atrás han existido factores sociales como el uso indiscriminado de las drogas antibacterianas, la exposición a otros agentes capaces de seleccionar variedades resistentes. Ej. mercurio, presente en algunos desinfectantes, el aumento en la población de pacientes inmunocomprometidos, el uso de antibióticos en la agricultura, en el tratamiento de enfermedades clínicas, en animales y para la "promoción del crecimiento", así como el desarrollo de los medios de transporte que han permitido la rápida diseminación de cepas resistentes.

La Resistencia antimicrobiana, más que un problema médico es considerado un reto social, pues son este tipo de bacterias resistentes responsables del 85 % de la mortalidad mundial.[6]

De acuerdo al desarrollo del laboratorio de microbiología como instrumento para el diagnóstico de este tipo de gérmenes resistentes se ha descubierto que numerosos pueden ser los mecanismos por los que una bacteria se hace resistente dentro de ellos los más frecuentes son: la Inactivación antibiótica, la modificación del sitio "diana" (sitio de acción del antimicrobiano a nivel celular), la limitación a la entrada del antibiótico a la célula, la síntesis de enzimas resistentes, entre otros

La resistencia a antibióticos de primera y segunda línea para enfermedades infecciosas, la significativa carga mundial de las infecciones nosocomiales resistentes, la aparición e incremento de la resistencia en infecciones adquiridas en la comunidad, los nuevos problemas de la resistencia a los antivíricos, la farmacorresistencia de las enfermedades parasitarias desatendidas que afectan a las poblaciones pobres y marginadas, los errores diagnósticos, la indicación inadecuada de profilaxis antibiótica, la complacencia y considerar la resistencia y la virulencia como, conceptos similares, son entre otras cosas uno de los grandes males sociales que nos afectan hoy día.

Desarrollo

Para poder comprender a cabalidad el fenómeno que se presenta se hace necesario recurrir a la concepción materialista de la historia planteada por Marx, ya que esta determina el papel activo del hombre en los procesos sociales. El aporte del marxismo antes planteado se analiza mayoritariamente sólo para procesos económicos y políticos, sin embargo se debe considerar que sin tener presente el papel de los hombres en el proceso de transmisión y mutación de las enfermedades infecciosas y en especial en la resistencia bacteriana, todo análisis estaría sesgado. Muestras de lo planteado se presentan a continuación.

A partir de 2004 se comenzaron a aislar, en diferentes muestras clínicas de pacientes ambulatorios del sur de la provincia de Santa Fe, España; cepas de SARM adquiridas en la comunidad, solamente resistentes a betalactámicos y que no presentaban resistencia "acompañante", produciendo cuadros particularmente graves. Este fenómeno fue visto además, en Uruguay, Islas Azores, Portugal, Reino Unido y Estados Unidos; y en el 2007 fue la causa más frecuente de infecciones de piel y tejidos blandos reportada por departamentos de urgencias en los Estados Unidos. [8]

Los estimados, basados en datos de prevalencia, indican que aproximadamente el 5 % de los pacientes ingresados en los hospitales contraen una infección que cualquiera que sea su naturaleza, multiplica por dos la carga de cuidados de enfermería; por tres el costo de los medicamentos y por siete los exámenes a realizar; las "superbacterias", · causan más del 50% de las infecciones en los hospitales de Estados Unidos, llegando a producir defunciones de hasta 19 000 personas en este país y a 25 000 personas por año en Europa , con el consiguiente costo de 7 millones de euros en este continente.[9]

Estos datos aportados por el CDC en 2010 sugieren que esta cifra ha declinado hasta aproximadamente un 28% desde 2005 hasta 2008, en parte debido a medidas preventivas en hospitales y asilos, pero aún se consideran elevadas.[10]

La multirresistencia a antibióticos afecta al hospital en 4 aspectos:

a) Primero: por la necesidad de que cada hospital disponga de equipos y programas de vigilancia de las infecciones, y se buscan específicamente aquellos patógenos con mayor multirresistencia y con posibilidad de transmisión entre pacientes;

b) Segundo: porque hace que todo el hospital diseñe e implante un programa de política antibiótica, ya que el mal uso de antibióticos es una de las causas de aparición y persistencia de microorganismos multidrogorresistentes (MMR);

c) Tercero: porque obliga a mantener aislados a los pacientes con infecciones o colonizaciones por bacterias MMR y, por tanto, implica una mayor disponibilidad de camas, modificaciones arquitectónicas, consumo de recursos materiales e incremento del personal para atender a estos pacientes, con todo lo que esto implica desde el punto de vista económico y,

d) Cuarto: porque por la necesidad de aislamiento y riesgo de transmisión, son pacientes que requieren trasladarse a espacios específicos (habitaciones de aislamiento dentro del hospital o residencias fuera del ámbito hospitalario), habitualmente con poca disponibilidad y con rechazo por la posibilidad de contagio a otros pacientes, lo que redunda en mantener estos pacientes en áreas como las Unidades de Cuidados Intensivos (UCI) de forma más prolongada que lo estrictamente necesario.[11]

El incremento de la resistencia bacteriana a nivel internacional y la mayor frecuencia en la aparición de cepas multirresistentes, convierten a este fenómeno en uno de los mayores retos para las unidades asistenciales de salud pública, ha sido declarado por la Organización Mundial de la Salud (OMS) como problema de salud pública mundial en septiembre de 2001. Se propuso desde entonces la inclusión de la vigilancia de la resistencia a los antibióticos, y la obligatoriedad del reporte sobre resistencia a estos fármacos en programas locales y nacionales de salud. [12]

Se conoce perfectamente que el incremento en la aparición y diseminación de la resistencia bacteriana es proporcional a múltiples factores como son: uso y abuso y en ocasiones inapropiado de antimicrobianos, incremento de procederes invasivos, mayor índice de longevidad global, tratamientos inmunosupresores, seguimiento de un número mayor de pacientes con enfermedades inmunodeficientes, condiciones económicas adversas, etc.

A su vez, las infecciones relacionadas con gérmenes resistentes o MMR, están directamente relacionadas con fracaso de los regímenes terapéuticos, mayores índices de mortalidad, estadía y costos hospitalarios. De aquí se desprende la necesidad de accionar correctamente sobre esta problemática, ya que la acción oportuna se relaciona directamente con su contención, mientras que el debilitamiento de los programas locales, nacionales y regionales de salud, es causa directa de la transmisión y diseminación de MMR, de áreas de mayor resistencia antimicrobiana hacia áreas de menor resistencia, es directamente proporcional a un mundo más interrelacionado y globalizado. [13, 14]

Ante el surgimiento de la resistencia la comunidad científica logró la producción de nuevos antimicrobianos, pero ha sido imposible mantener ese ritmo. Desde finales de la década de los 60 del pasado siglo en que ya existían las clases actuales de antibióticos conocidos no aparece ninguno nuevo hasta el año 2000 que surge oxazolididonas. Los lipopéptidos en el 2003, ketólidos en el 2004 y glicilciclinas en el 2005. [16]

Los laboratorios de farmacología no se han quedado atrás y han desarrollado otras nuevas cefalosporinas capaces de controlar las infecciones a determinados niveles como son el caso del Ceftobiprole y la Ceftarolina, pero su aparición ha tomado mucho tiempo y los fenómenos anteriormente descrito han continuado en ascenso de modo que la capacidad de acción de estos mnedicamentos para controlar la infección se ha visto afectada pues la resistencia bacteriana ha continuado incrementándose.

Dentro del amplio grupo de patógenos nosocomiales y comunitarios con patrones de resistencia a antibióticos clínicamente significativos y que son clasificados como microorganismos multirresistentes (MMR) se destaca Staphylococcus aureus meticillín resistente y vancomicina resistente, Acinetobacter baumannii, Pseudomona aeruginosa, infecciones por Enterococcus, entre otras. En los Estados Unidos el costo causado por la resistencia bacteriana oscila entre 100 millones y 30 billones de dólares anuales, aproximadamente 14 000 personas mueren cada año tras verse infectadas por microorganismos adquiridos en hospitales y que son fármacorresistentes, han sido reportadas hasta 60 % de las infecciones nosocomiales causadas por este tipo de agentes.[17]

Por otra parte, el coste de la fabricación de los nuevos antimicrobianos es muy alto, pero los resultados del mal uso de los mismos, no se evidencian solamente en las estadísticas de la resistencia antimicrobiana con su escalada permanente. La duración de la estadía de los pacientes con terapias antimicrobianas inadecuadas en las unidades de atención al grave supera los 10 días al compararlos con aquellos pacientes que tuvieron tratamientos adecuados, igualmente es superada la duración de la ventilación mecánica en estos pacientes. La mortalidad relacionada a la infección en las Unidades de Cuidados Intensivos en general es mayor en los pacientes en los que fueron usadas terapias antibióticas inadecuadas o innecesarias, igualmente la sepsis severa y el shock séptico tuvieron mayor mortalidad en los casos con tratamientos antibióticos improcedentes.

Los avances tecnológicos, constituyen un elemento de vital importancia para la vida y la salud humana, pues ellos condicionan, a través del conocimiento e implementación de nuevas técnicas diagnósticas, el incremento de la calidad y el nivel de vida de los hombres y estos factores, son indicadores fundamentales de la salud humana; sin embargo, una parte considerable de la población mundial se ve privada de estos indicadores, pues el desnivel y desproporción en ese desarrollo científico-técnico, de los distintos países, entre las distintas clases y sectores de estos países lo impide.

Existiendo finalmente barreras en las propias instituciones sanitarias que dificultan la utilización óptima de los antimicrobianos en los hospitales, como las limitaciones prácticas para un rápido y correcto procesamiento de las muestras microbiológicas o los retrasos entre la prescripción y la administración de los antimicrobianos.

Por estos motivos nacieron hace años los programas institucionales de optimización de tratamientos antimicrobianos, que en inglés se denominan más frecuentemente antimicrobial steward ship programs. El término stewardship, que se refiere a la responsabilidad de cuidar u organizar algo que no es propio, no tiene una traducción literal al castellano aplicable para esta acepción, lo que motiva probablemente que en Idioma Español no exista un término mayoritariamente aceptado para describir este tipo de actividades. Son numerosas las intervenciones que pueden plantearse con la intención de mejorar el uso de los antimicrobianos en los hospitales, habiendo sido evaluada su eficacia de forma sistemática. Debido a la importancia de este tipo de actividades que incrementan la variabilidad de posibilidades, la Asociación Americana de Enfermedades Infecciosas, elaboró recientemente una guía clínica definiendo el marco de actuación y la dinámica de funcionamiento de este tipo de programas en hospitales norteamericanos. [19]

La monitorización de las resistencias deber ser también, un elemento obligatorio en cualquier institución hospitalaria ya que resulta imprescindible para el establecimiento de guías locales de tratamiento empírico. La ecología de la resistencia a antibióticos es un fenómeno extremadamente complejo, sujeto a condicionantes múltiples que pueden dificultar enormemente su análisis. Muchos de los mecanismos de resistencia afectan a antibióticos de diversas clases, pudiéndose por tanto seleccionar resistencias cruzadas. Por otro lado, los genes de resistencia con frecuencia están localizados en elementos genéticos móviles que pueden portar múltiples determinantes de resistencia, de tal forma que la utilización de un antibiótico que seleccione resistencia a sí mismo o a su grupo estará también seleccionando resistencias a otros antibióticos. Otros factores como la distinta capacidad de los antimicrobianos para seleccionar resistencias, el impacto de la duración y la dosificación del tratamiento, así como las estrategias de control de la infección o el flujo de pacientes entre instituciones, pueden explicar los cambios observados; de igual forma, existen diferencias importantes en la estabilidad y el coste biológico de los diferentes mecanismos de resistencia.

Desde el punto de vista microbiológico, sobre los antibióticos se cierne una resistencia que puede estar pautada por la selección de mutaciones cromosómicas mientras tiene lugar la exposición al antibiótico, la adquisición de determinantes de resistencia por mecanismos de transferencia horizontal y la diseminación clonal de cepas resistentes. La utilización de los antibióticos tiene un impacto importante pero desigual en los tres casos mencionados; mientras que en el primero el impacto es directo e inequívoco, el segundo y sobre todo el tercero están muy influidos por la epidemiología local y por las políticas de control de las infecciones de cada centro. Tampoco resulta sencillo decidir qué y cómo monitorizar.

Los puntos de corte habitualmente utilizados (los establecidos por el Clinical Laboratory Standard Institute [CLSI] y por EuropeanCommittee of AntimicrobialSusceptibilityTesting [EUCAST]) para definir las bacterias resistentes se encuentran alejados de los valores de concentración mínima inhibitoria (CMI) modales que presentan las poblaciones salvajes carentes de mecanismos de resistencia. Por esta razón solo podrían inferirse mecanismos de resistencia de alto nivel, excluyendo los de bajo nivel de resistencia que en numerosas ocasiones preceden a los de mayor nivel. Como alternativa es posible emplear los llamados puntos de corte epidemiológicos (epidemiologicalcut-off o ECOFF) y que separan las poblaciones salvajes de aquellas que presentan cualquier mecanismo de resistencia, incluidos los de bajo nivel de expresión; se deberían monitorizar además los fenotipos asociados a los mecanismos de resistencia y no exclusivamente los datos brutos de resistencia por antimicrobianos. [20]

Un nuevo informe de la Organización Mundial de la Salud (OMS) (el primero de carácter mundial acerca de la resistencia a los antimicrobianos, y en particular a los antibióticos) publicado en Ginebra el 30 de abril de 2014 reveló que esta grave amenaza ha dejado de ser una previsión para el futuro y es ya en todas las regiones del mundo una realidad que puede afectar a cualquier persona de cualquier edad en cualquier país. Los reservorios son principalmente los pacientes colonizados, pero el personal sanitario (que puede estar colonizado de forma permanente o temporal) también puede actuar como tal. La transmisión se produce fundamentalmente de forma cruzada, a través de las manos del personal sanitario. No obstante, no hay que olvidar, aunque con menor importancia, el papel que juega el propio ambiente hospitalario (superficies, objetos de uso común, etc.).

Cuba no está exenta de este fenómeno, esta población dispone de conocimientos sobre como intervenir en determinadas situaciones de salud, o sea que cuentan con una educación sanitaria amplia, pero esto no se pone en práctica y algunos individuos (no profesionales de la salud) estimulan a consumir medicamentos que en ocasiones no están indicados para una afección dada, otro factor que influye de manera negativa en la población es la adquisición de recetas por complacencia, emitidas por parte de algunos médicos de asistencia, que le permiten adquirir a los pacientes, en las farmacias, antimicrobianos que luego se emplean en modo no adecuado o por tiempo no establecido para tratar una afección determinada y de esta forma contribuyen al aumento de la resistencia bacteriana, con las consiguientes implicaciones sociales y económicas descritas previamente.

Conclusiones

Los cambios tecnológicos, específicamente en la Microbiología Clínica y en la época actual se desarrollan de forma acelerada, con un impacto positivo en la salud humana, pero en las actuales condiciones la brecha entre los países desarrollados y subdesarrollados es cada vez más mayor, sobretodo con la implementación de las políticas neoliberales, reflejándose en los cambios tecnológicos de esta manera la Revolución Científico–Técnica, generadora de tecnologías susceptibles de ser aplicadas para potenciar el desarrollo de esta rama de las Ciencias Médicas, lo que permitirá lograr incrementos sustanciales en la productividad y el mejoramiento de la calidad, eficiencia y aplicabilidad necesarias para brindar una mejor atención médica.

La capacidad que desarrollan los microorganismos para eludir la acción destructiva de los antibióticos, es un problema creciente a nivel mundial. Su importancia radica en el incremento en la morbimortalidad, en los costos de salud y en el impacto directo sobre el paciente.

Entre las estrategias para prevenir ó sostener la emergencia de resistencia, destacan la implementación de programas apropiados de control de antibióticos y la implementación de comités de monitoreo de resistencia a antimicrobianos, entre otros.

La creación de redes de vigilancia antimicrobiana en varias regiones del mundo. En Latinoamérica, países como Argentina, Chile, Brasil, Venezuela y Colombia. Cuba vienen desarrollando sus propios sistemas de vigilancia para el análisis de datos de laboratorio de microbiología mediante la estimulación del uso apropiado de los antibióticos evitando el tratamiento empírico de gérmenes contaminantes; menor presión de selección de microorganismos resistentes y mejorando el pronóstico de los pacientes con bacteriemia y disminución en los costos de internación.

El avance de la ciencia y la técnica como se ha podido observar en el desarrollo del trabajo es insuficiente para detener el avance de la resistencia bacteriana, por ello se hace necesario el desarrollo de programas de educación social sobre el uso de los antibióticos.

En otro orden se precisa que los investigadores desarrollen estudios sobre el uso y prevalencia de determinados antibióticos en cada región, lo cual permitirá realizar un mapa que sirva de guía a los facultativos a la hora de indicar un fármaco.

Bibliografía

1.-Ferguson J. Antibiotic prescribing: how can emergence ofantibiotic resistance be delayed? Aust Prescr 2004; 27:39-42.

2.-Velázquez-Meza ME. Surgimiento y diseminación de Staphylococcus aureus meticilinorresistente. Salud pública Méx [Internet]. Sep./Oct. 2005 [citado 29 nov 2012];47(5):[aprox. 10 p.]. Disponible en: http://www.scielo.org.mx/scielo.php?script=sci_arttext&pid=S0036-36342005000500009

3.-Espinosa Rivera F. Patógenos multirresistentes emergentes. Rev Acta Médica [Internet]. 2011 [citado 14 Jun 2014];13(1):[aprox. 16 p.]. Disponible en: http://new.medigraphic.com/cgi-bin/resumenMain.cgi?IDARTICULO=49345

4.-Cómito ML, Vilaró M, Cuestas E, Moscone E. Uso de la técnica de hibridación fluorescente in situ para la identificación rápida de staphylococcus aureus en hemocultivos. Revista Facultad de Ciencias Médicas [Internet]. 2009 [citado 29 Nov 2012]; 66(4):[aprox. 10 p.]. Disponible en: http://www.revista.fcm.unc.edu.ar/Rev.2009.4/Art_original_tecnicas_hibridacion.htm

5.-Torres C, Cercenado E. Enferm Infecc Microbiol Clin. [Internet]. 2010 citado 12 Nov 2012];28(08):[aprox. 24 p.]. Disponible en: http://www.elsevier.es/es/revistas/enfermedades-infecciosas-microbiologia-clinica-28/lectura-interpretada-antibiograma-cocos-gram-positivos-13155956-formacion-medica-continuada-2010

6.-Oteo J. Detección de resistencia a oxacilina en un aislado de Staphylococcus aureus en bacteremia. Casos de Microbiología Clínica. 2004;7(1):10.

7.-Skov R, Lov M. Evaluation of a cefoxitin 30 ìg disc on Iso-Sensitest agar for detection of MRSA. J Antimicrob Chemother [Internet]. 2003[citado 12 ene 2013];52:[aprox. 6 p.]. http://jac.oxfordjournals.org/content/52/2/204.long doi: 10.1093/jac/dkg325

8.-Pubmed [Internet]. Hososaka Y, Hososaka I. Characterization of oxacillin-susceptible mecA positive Staphylococcus aureus: a new type of MRSA [abstract]. J Infect Chemother. 2007[cited 2013 Jan 24];13(2):[about 3 s.]. Available from: http://preview.ncbi.nlm.nih.gov/pubmed/17458674 PMID: 17458674

9-Staphylococci. En: Cockerill FR, Matthew A. Wikler MA, Alder J, Dudley MN, Eliopoulos GM, et al. Performance Standards for Antimicrobial Disk Susceptibility Tests; Approved Standard. 11th. Ed. January 2012[cited 2014 Jan 21];32(1) p.17-23. Available from: http://www.clsi.org

10.-WHO [Internet]. Antimicrobial resistance: global report on surveillance 2014. Geneva: WHO; 2014 [cited 2014 Sep 16]. Available from: http://www.who.int/drugresistance/documents/surveillancereport/en/

11.-HelthLinkBC [Internet]. Estafilococo Dorado resistente a la meticilina (EDRM). Sep 2005 [cited 2012 May 28]. Available from: http://www.healthlinkbc.ca/healthfiles/bilingua/spanish/hfile73-S.pdf

12--PubMed [Internet]. Bren L. Battle of the Bugs: Fighting Antibiotic Resistance. FDA Consum. 2002 Jul-Aug [cited 23 Mar 2014];36(4):[about 12 s.]. Available from: http://preview.ncbi.nlm.nih.gov/pubmed/12184301

13.-Metlay JP, Powers JH, Dudley MN, Christiansen K, Finch RG. Antimicrobial Drug Resistance, Regulation, and Research. Emerging. Infectious Diseases [Internet]. 2006 Feb [cited 23 Mar 2014]:12(2):[about 12 s.]. Available from: http://www.ncbi.nlm.nih.gov/pmc/articles/PMC3373116/

14.-Project ICARE [Internet]. Cooperative Study on the Magnitude & Impact of Antimicrobial Resistance in Hospitals, with a Focus on Intensive Care Units. Phase V (2005-2006). 2009 [Cited 2013 Dic 22]. Available from: http://www.sph.emory.edu.

15-Cercenado E, Ruiz de Gopegui E. Staphylococcus aureus resistente a la meticilina de origen. Enferm Infecc Microbiol Clin [Internet]. 2008 [citado 28 Nov 2012];26(Supl 13):[aprox. 10 p.]. Disponible en: http://www.elsevier.es/en/revistas/enfermedades-infecciosas-microbiologia-clinica-28/community-acquired-methicillin-resistant-staphylococcus-aureus-13128776-programa-externo-control-calidad-seimc-a%C3%B1o-2007-2008

16-Sociedad Andaluza de Enfermedades Infecciosas [Internet]. Washington, D.C.: American Enterprise Institute for Public Policy Research; 2012. Rodríguez Baño J, Cisneros Herreros JM, Moreno Maqueda I, Salas Coronas J, Pascual Hernández A. Documento de consenso sobre el manejo clínico de las infecciones causadas por staphylococcus aureus resistente a meticilina en adultos. [Citado 12 Oct 2014]. [Aprox. 10 p.]. Disponible en: http://aei.org/hemero/consensos/samr_archivos/SARM.pdf

17-Trends in antimicrobial drug development:implications for the future. Clin Infect Dis 2004; 38:1279-1286.

18.-Dupont H, Mentec H, Sollet JP, Bleichner G. Impact of appropriateness of initial antibiotic therapy on theutcome of ventilator-associated pneumonia. Intensive Care Med [Internet]. 2001 [citado 2014 Jan 21]; 27: 355-362. Available from: link.springer.com/content/pdf/10.1007%2Fs001340000640.pdf

19.-Suppli M, Aabenhus R, Harboe ZB, Andersen LP, Tvede M, Jensen JUS. Mortality in enterococcal bloodstream infections increases with inappropriate antimicrobial therapy. Clinical Microbiology and Infection [Internet]. 2011[cited 2014 Jul 22];17:[about 14 s.]. Available from:

http://onlinelibrary.wiley.com/doi/10.1111/j.1469-0691.2010.03394.x/full doi: 10.1111/j.1469-0691.2010.03394.x

20-Cabrera MJ. Estafilococo aureus meticillin resistente. Un reto en la terapia antimicrobiana. PortalesMedicos.com [Internet]. 29 Ene 2007 [citado 28 nov 2012]; II (1): [aprox. 14 p.] Disponible en: http://www.portalesmedicos.com/publicaciones/articles/367/1/Estafilococo-aureus-meticillin-resistente-Un-reto-en-la-terapia-antimicrobiana.html

Bibliografía consultada

1.-Casellas JM. CA-MRSA. ¿Qué son? ¿Cómo diagnosticarlos, como tratar sus infecciones? La Gaceta de Infectología y Microbiología Clínica [Internet]. Jun 2008 [citado 12 Nov 2012];2(2):[aprox. 8 p.]. Disponible en: www.sld.cu/galerias/pdf/sitios/apua-cuba/elea_la_gaceta_vol2_n2.pdf

2.-González Mesa L, Morffi Figueroa J, Nadal Becerra L, Vallin Plous C, Contreras R, Roura G. Estado actual de la resistencia a meticilina en el género Staphylococcus spp y detección de Enterococcus spp vancomicina resistentes en hospitales de Cuba. Rev Cubana Farm [Internet]. 2005 [citado 14 Jun 2012];39(3):[aprox. 10 p.]. Disponible en: http://www.bvs.sld.cu/revistas/far/vol39_3_05/far03305.htm

3.-Otero MJ, Alonso P, Maderuelo JA, Garrido B, Domínguez A, Sánchez A. Acontecimientos adversos prevenibles causados por medicamentos en pacientes hospitalizados. Med Clin [Internet]. 2006 [citado 18 May 2014];126:[aprox. 12 p.]. Disponible en: http://www.sciencedirect.com/science/article/pii/S0025775306718383

4.-Shehab N, Patel PR, Srinivasan A, Budnitz DS. Emergency department visits for antibiotic-associated adverse events. Clin Infect Dis [Internet]. 2008 [cited 11 May 2014];47:[aprox. 18 s]. Disponible en: http://cid.oxfordjournals.org/content/47/6/735.short

5.-John JF, Fishman NO. Programmatic role of the infectious diseases physician in controlling antimicrobial costs in the hospital. Clin Infect Dis [Internet]. 1997[cited 11 May 2014];24:[aprox. 22 s.]. Available from: http://cid.oxfordjournals.org/content/24/3/471.short

6.-Scheckler WE, Bennett JV. Antibiotic usage in seven community hospitals. JAMA [Internet]. 1970[cited 11 May 2014];213:[aprox. 3 s.]. Available from: http://jama.jamanetwork.com/article.aspx?articleid=355427

7.-Apisarnthanarak A, Danchaivijitr S, Khawcharoenporn T, Limsrivilai L, Warachan B, Bailey TC, et al. Effectiveness of Education and an Antibiotic-Control Program in a Tertiary Care Hospital in Thailand. Clin Infect Dis [Internet]. 2006[cited 11 May 2014];42:[aprox. 14 s.]. Available from: http://cid.oxfordjournals.org/content/42/6/768.short

8.-Hecker MT, Aron DC, Patel NP, Lehmann MK, Donskey CJ. Unnecessary use of antimicrobials in hospitalized patients. Arch Intern Med. 2003; 163:972-8.

9.-JH. Risk perception and inappropriate antimicrobial use: yes, it can hurt. Clin Infect Dis [Internet]. 2009 [cited 11 May 2014];48:[aprox. 8 s.]. Available from: http://cid.oxfordjournals.org/content/48/10/1350.short

10.-Hulscher MEJL, Grol RPTM, van der Meer JWM. Antibiotic prescribing in hospitals: a social and behavioural scientific approach. Lancet Infect Dis [Internet]. 2010 [cited 11 May 2014];10:[aprox. 14 s]. Available from: http://www.sciencedirect.com/science/article/pii/S147330991070027X

CON GRIN SU CONOCIMIENTOS VALEN MAS

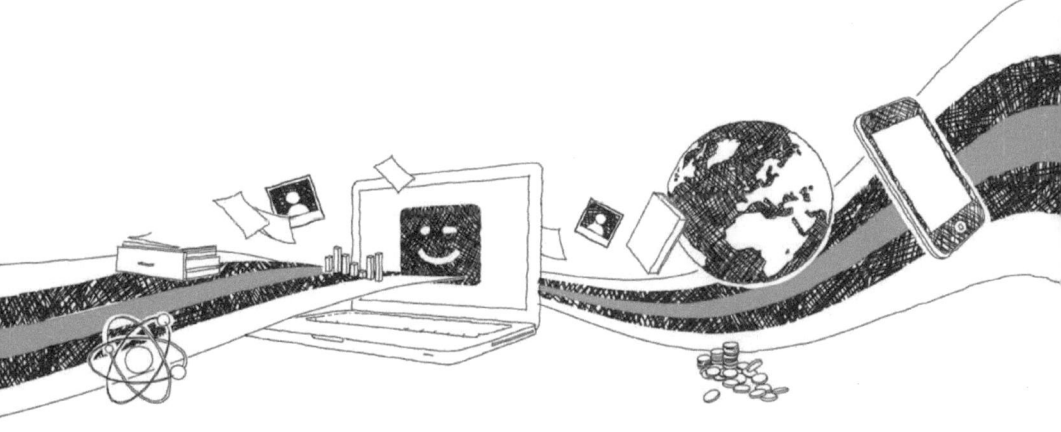

- Publicamos su trabajo académico, tesis y tesina

- Su propio eBook y libro - en todos los comercios importantes del mundo

- Cada venta le sale rentable

Ahora suba en www.GRIN.com
y publique gratis

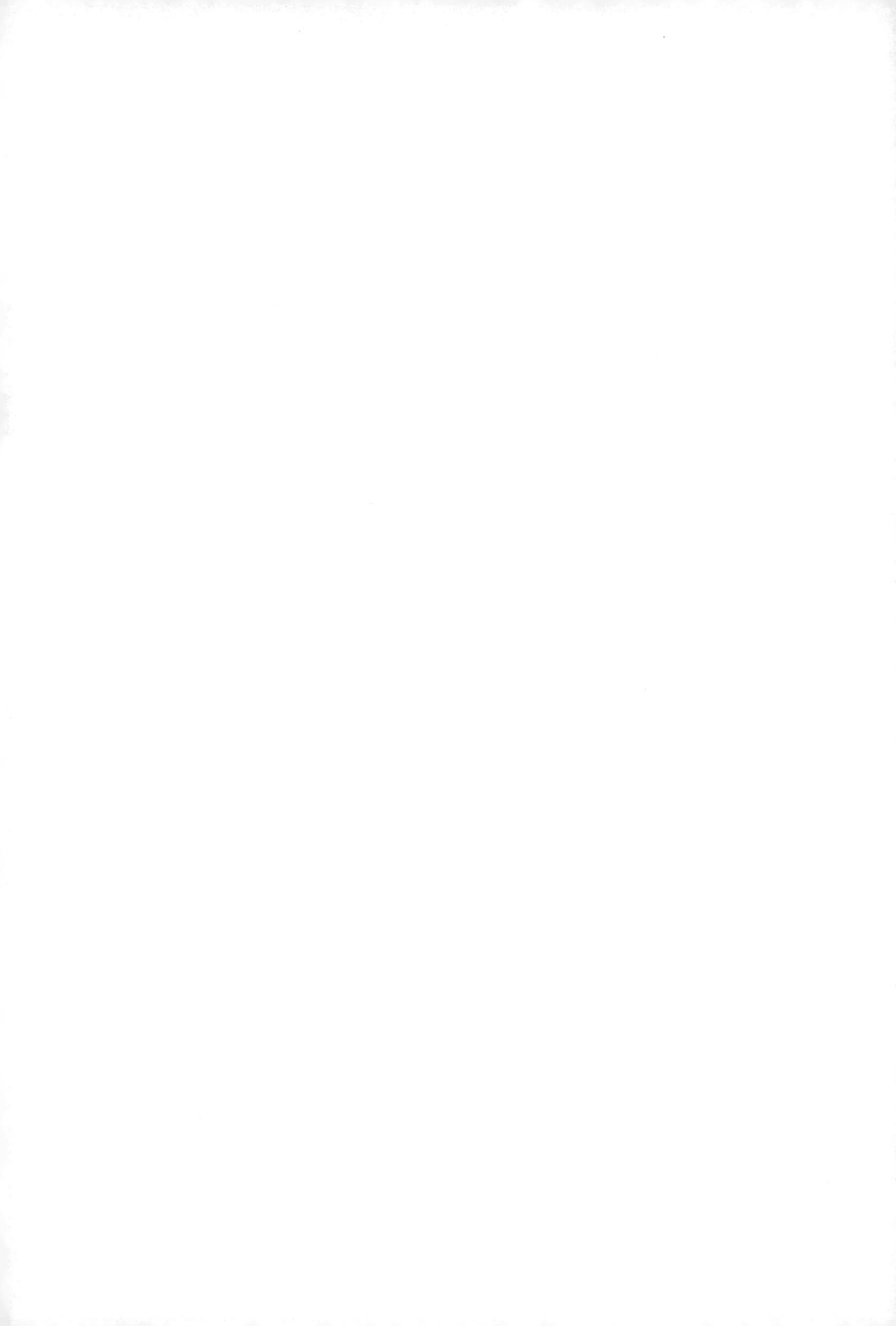